Te $^{64}_{158}$

DE L'ÉPILEPSIE

DE

L'ÉPILEPSIE

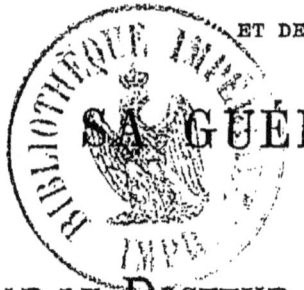

ET DE

SA GUÉRISON

PAR LE DOCTEUR J. AGABEG

(Traduit de l'anglais)

OBSERVATIONS DE GUÉRISONS

MODE DE MÉDICATION

Prix : 2 Francs

DIJON

IMPRIMERIE J. MARCHAND, RUE BASSANO, 12.

1869

PRÉFACE

Dès le début de ma carrière médicale, toutes mes études se portèrent vers la recherche des moyens propres à guérir l'épilepsie.

Les funestes accidents causés par cette affection et dont j'avais été témoin, étaient pour moi un encouragement à poursuivre mes travaux ; j'avais vu la fille d'un de mes amis intimes tomber dans le feu et périr victime de cette horrible maladie.

J'avais connu également un jeune homme qui s'était suicidé parce qu'au moment de réaliser un mariage dans lequel la fortune et l'amour lui promettaient le bonheur, il avait eu un premier accès épileptique qui lui avait enlevé pour jamais tout espoir de félicité.

La narration de toutes les misères, de toutes les infortunes et de toutes les morts prématurées qui ont été la conséquence de cette maladie, serait trop longue à faire pour que je l'entreprenne aujourd'hui ; mais j'ai travaillé sans relâche à découvrir les moyens propres à guérir ce mal affreux contre lequel la médecine n'avait rien trouvé jusqu'ici de victorieux, et ce n'est qu'après dix ans de recherches et d'études que j'ai pu arriver à combiner un traitement spécifique et curatif, ne présentant aucun danger et guérissant avec certitude.

Certain du succès de mon traitement, j'ai pensé que ce ne serait pas agir en ami de l'humanité que de ne pas mettre tous ceux qui sont atteints de cette maladie à même de profiter des avantages réels qu'il présente. C'est pour cela que j'ai résolu de publier cet opuscule, et que j'ai communiqué les formules de mes médicaments à des pharmaciens éclairés et honnêtes afin qu'ils puissent les préparer d'une manière toujours identique, permettant ainsi à tous les malades de se guérir eux-mêmes hors ma présence et avec les mêmes chances de succès que s'ils étaient traités par moi.

Avec mon livre, la joie et le bonheur peuvent donc rentrer dans la famille; si le malade est en bas âge, c'est le père et surtout la pauvre mère qui répandront des larmes de bonheur en songeant à la guérison de leur enfant, qui était menacé d'une vie souffreteuse et isolée.

Si le malade a passé l'âge de la puberté, avec mon livre renaîtront chez lui tous les beaux rêves de la jeunesse, rêves d'avenir et d'amour, et s'éloigneront pour toujours ces douleurs poignantes, ces appréhensions continuelles, ces luttes incessantes avec la maladie et souvent même avec la mort, et qui avaient été jusqu'alors le triste apanage de son existence.

J. AGABEG.

INTRODUCTION

L'épilepsie est sans contredit, de toutes les maladies qui affligent l'humanité, sinon la plus fatale, du moins la plus désespérante par sa persistance, ses tristes conséquences et le douloureux reflet qu'elle jette sur la famille de la personne qui en est atteinte.

Ce mal ne laisse pas un seul instant de repos à celui qui en est affligé; au moment de l'attaque, il doit craindre des chutes qui peuvent être funestes; durant l'attaque il doit redouter des congestions qui peuvent amener des lésions cérébrales, des paralysies partielles et parfois la mort.

Dans l'intervalle des accès, la personne affectée est toujours dans la cruelle appréhension de voir, d'un moment à l'autre, le retour de la maladie.

Il est triste aussi de penser que tous les plaisirs de la famille sont d'ordinaire interdits à l'épileptique. Oserait-il songer au mariage? Qui donc consentirait à unir sa destinée à celle du pauvre paria, qui peut transmettre sa maladie à ses enfants! Triste héritage, dont le médecin a plus d'une fois l'occasion de constater les douloureuses conséquences.

Si jusqu'ici la médecine a été impuissante à guérir cette maladie, c'est que jamais des études sérieuses et persévérantes n'avaient été dirigées contre cette affection. Que trouvons-nous en effet

1*

dans les ouvrages anciens qui traitent de cette
matière? Des recettes surannées sans valeur; et
dans les ouvrages modernes de très-belles pages
sur le diagnostic et le pronostic de la maladie, sur
ses prodromes, ses conséquences, mais rien de
sérieux quant au traitement; et quand le médecin
a prescrit à ses malheureux patients la valériane,
le valérianate de zinc, l'assa-fœtida, les narco-
tiques, le nitrate d'argent, l'indigo et autres sub-
stances plus ou moins vénéneuses, sans vertus
spécifiques; quand il leur a administré les élec-
tuaires, bols, pilules et sirops décrits empirique-
ment dans les *Formulaires*, il finit par où il aurait
dû commencer, c'est-à-dire par déclarer au malade
qu'il est impuissant à le soulager, et il dira alors
que personne ne pourra le guérir. Et cependant
nous avons guéri par notre méthode des milliers
d'épileptiques qui avaient été déclarés complète-
ment incurables par leur médecin. Que les malades ne se laissent donc pas décourager parce
qu'ils auront suivi divers traitements sans succès,
ou parce que leur médecin les aura condamnés
sans appel; qu'ils suivent notre traitement avec
persévérance et ils obtiendront la guérison tant
désirée.

QU'EST-CE QUE L'ÉPILEPSIE ?

L'épilepsie est une maladie nerveuse apyrétique, une névrose cérébrale caractérisée soit par des vertiges, soit par des attaques dans lesquelles il y a perte de connaissance, convulsions, respiration stertoreuse, écume à la bouche, etc., etc.

L'épilepsie était connue dès la plus haute antiquité; on la trouve décrite par les auteurs les plus anciens sous les noms de *mal caduc, haut mal, mal de lune, mal de Saint-Jean, mal sacré, etc.....*

L'attaque est le plus souvent subite; quelquefois cependant elle est précédée pendant un temps très-variable d'irascibilité, d'accès de colère, d'étouffements, de douleurs de tête, d'éblouissements, d'étourdissements, de bourdonnements d'oreilles, de dilatation des pupilles, d'hallucination, de la perte de l'appétit, de troubles nerveux divers, de crampes dans les jambes, dans les poignets, de pesanteur, de froid glacial dans une partie du corps, d'un sentiment de constriction, de troubles viscéraux, de palpitations, d'une sensation anormale de quelque région, puis enfin d'une sorte de vapeur qui monte au cerveau et détermine l'attaque.

Celle-ci offre trois degrés d'intensité : *l'absence,*

le *vertige épileptique* ou petit mal, enfin l'*attaque convulsive* ou grand mal.

L'absence est le plus faible degré de l'épilepsie; elle est quelquefois si peu marquée que c'est à peine si on la remarque.

La malade (car ce sont d'ordinaire les jeunes filles qui en sont atteintes), s'arrête subitement dans ce qu'elle fait, elle éprouve un trouble du sentiment et de l'intelligence pour un instant, le mouvement étant à peine altéré.

D'autres malades ressentent un tremblement ou une crampe dans un doigt de pied ou dans la main; d'autres quelques troubles gastralgiques, auxquels on n'attache pas d'importance, mais qui cependant sont le point de départ de la maladie.

Le vertige épileptique ou petit mal varie tellement par sa forme et sa durée qu'il est difficile d'en donner une description exacte; c'est en lisant les observations de guérison ci-après qu'on pourra s'en rendre compte d'une manière plus précise.

La face est pâle et immobile, les yeux sont fixes et hagards; puis le malade éprouve de légers tremblements des membres supérieurs et de la face, et reste ainsi quelque temps; ensuite il s'anime peu à peu, se lève d'un air étonné, cherche autour de lui, prononce souvent des paroles inarticulées; si des personnes veulent le calmer, il cherche à se débarrasser d'elles. Bientôt l'intelligence reparaît, l'individu est fatigué, honteux et conserve quelquefois la mémoire d'une partie de ce qui s'est passé. Tous ces phénomènes ont lieu dans un in-

tervalle de temps qui peut varier entre deux ou
trois minutes.

Il en est d'autres qui s'arrêtent tout à coup, et
comme cloués sur place ; ils sentent des douleurs
dans l'estomac, dans le ventre et s'écrient : Oh ! je
sens mon mal venir, mais l'attaque complète ne
vient pas.

Grand mal. — L'individu pousse un cri, a ou
n'a pas quelques prodromes, puis tombe tout à
fait privé de sensibilité et d'intelligence. Les
muscles sont dans un état de raideur tétanique,
sa respiration est suspendue, ses veines se gon-
flent, sa face est congestionnée, son pouls faible et
petit ; il rend par la bouche des jets de salive et des
mucosités mousseuses.

Après un temps plus ou moins long, la respiration recommence à l'aide des mouvements convulsifs des muscles inspirateurs, la raideur tétanique diminue, les veines se désemplissent, la
congestion de la face disparaît, le pouls devient
plus fort, les convulsions ayant cessé, la respiration s'exécute avec une sorte de ronflement re-
marquable, la face reste pâle et décomposée, l'intelligence revient peu à peu avec la sensibilité, et
d'ordinaire il ne reste bientôt qu'une fatigue
musculaire excessive, de la céphalalgie, et de l'hé-
bétude, sans que le malade conserve le souvenir
de ce qui s'est passé.

Parfois la langue se trouve coupée, déchirée
par les dents, et alors la salive est sanguinolente.

Les accès, qui d'abord arrivent à des intervalles
éloignés, augmentent peu à peu de fréquence et

d'intensité, et finissent souvent par se manifester plusieurs fois par jour.

Quand la maladie n'est pas traitée à temps d'après notre méthode, il survient souvent des complications cérébrales, la perte de la mémoire, de l'intelligence, parfois de l'idiotisme ou des paralysies partielles et enfin la mort, comme conséquence de la maladie, ou d'un accident survenu dans une chute.

Le désordre des fonctions des sens, de la locomotion et de l'intelligence, que l'on nomme attaque, a cela de particulier qu'en général il ne porte aucune atteinte aux fonctions nutritives et laisse l'épileptique jouir d'une santé parfaite pendant l'intervalle de ces mêmes attaques, quand elles ne sont pas trop fréquentes.

DES ÉPILEPSIES SYMPATHIQUES

ET

DES ÉPILEPSIES SYMPTOMATIQUES

———

Il est des personnes qui croient à un grand nombre d'épilepsies vermineuses. Pour notre compte, ayant soigné beaucoup d'enfants épileptiques, nous leur avons toujours donné, par acquit de conscience et surtout au début de notre carrière médicale, des anthelmintiques plus ou moins énergiques, et nous déclarons que nous n'avons pas vu un cas où cette médication ait été suivie, nous ne dirons pas de guérison, mais d'une amélioration de quelque valeur.

Il faut se garder assurément de confondre les épilepsies symptomatiques avec les épilepsies sympathiques. Le mal caduc peut reconnaître certainement pour causes, dans des cas très-rares, soit une maladie syphilitique ancienne, soit une affection tuberculeuse et peut-être quelques autres diathèses; mais à moins d'une indication de grande évidence, il est toujours plus rationnel de recourir tout d'abord à notre traitement anti-épileptique, que de chercher à traiter des prédispositions presque toujours imaginaires, et qui généralement n'ont aucun rapport avec la maladie dont nous nous occupons.

Causes prédisposantes.

On considère comme causes prédisposantes, les excès dans les plaisirs vénériens, les fortes émotions souvent renouvelées, la pratique du magnétisme animal, l'imitation, c'est-à-dire la vue des malades qui tombent, la jeunesse, le sexe féminin et surtout l'hérédité.

Beaucoup de médecins ont écrit qu'une frayeur, une peur suffisait pour rendre épileptique, nous ne sommes pas de cette opinion, la peur ne rend assurément épileptique que ceux qui y sont disposés. La première émotion amène le premier accès, soit; mais, comme il n'est personne qui n'ait eu une frayeur dans sa vie, il y aurait un bien plus grand nombre d'épileptiques qu'il n'y en a, si la peur suffisait pour produire la maladie.

Nous avons traité plusieurs ecclésiastiques chez lesquels la continence trop prolongée et trop rigoureuse, avait été la cause déterminante de l'épilepsie; ils ont parfaitement guéri par notre traitement. Nous prescrivons de rigueur dans ces cas, en outre de la médication, des courses prolongées et répétées, une occupation très-active allant jusqu'à la fatigue, afin d'augmenter la force musculaire aux dépens du fluide nerveux.

De l'importance du début dans les crises épileptiques.

Pour obtenir la guérison d'un épileptique, on doit avant tout bien reconnaître quels sont les *prodromes ou débuts de la crise; car ce sont ces prodromes qui indiquent le traitement à suivre.*

Sur 3,500 cas d'épilepsie nous avons constaté 1,110 cas avec débuts périphériques, 904 cas avec débuts viscéraux, 1,079 cas avec débuts encéphaliques et 407 cas avec débuts foudroyants.

Débuts périphériques.

Nous entendons par débuts périphériques les attaques qui commencent par une crampe ou une convulsion dans un ou quelques muscles soumis à la volonté. Le siége de ces premiers symptômes est très-variable, les extrémités, les doigts des pieds et des mains en sont le plus souvent le siége.

Il y a beaucoup d'épileptiques dont le mal débute par la main, il y en a d'autres où il débute par le milieu du bras, d'autres, plus rares, par l'épaule.

Chez quelques-uns c'est par les muscles de la tête que le début se fait, chez d'autres par une joue, chez ceux-ci par les abaisseurs de la mâchoire, chez ceux-là par les élévateurs de la mâchoire supérieure, ou encore par les muscles de la langue; dans un seul cas, dont nous avons été témoin et que nous avons guéri, le mal débutait par l'orbiculaire de la paupière gauche.

Nous avons remarqué, études faites sur un nombre considérable de malades, que le début des accès est plus fréquent du côté gauche que du côté droit, dans la proportion de deux à trois, et que d'ordinaire chez un épileptique *le point de départ de l'accès ou le début* est toujours le même : cette règle n'a que de très-rares exceptions.

Observations de guérison avec débuts périphériques.

Notre traitement obtenant un succès constant lorsqu'il est bien appliqué, nous pourrions citer des milliers de guérisons tant en Italie qu'en Allemagne, en Belgique, en Angleterre, en Russie, mais nous nous bornons dans cet opuscule à en rapporter un nombre très-limité, afin de ne pas fatiguer le lecteur par des répétitions sans intérêt.

La discrétion nous interdit de publier les noms des personnes que nous avons guéries ; chacun comprendra, nous l'espérons, la réserve que nous devons garder à cet égard.

PREMIÈRE OBSERVATION.

M. L. D... âgé de vingt-quatre ans, instruit et plein d'intelligence ; il n'y a pas eu d'épileptique dans sa famille, mais sa mère était très-nerveuse.

La maladie a commencé par une attaque à l'âge de dix-sept ans ; seconde attaque un mois après, puis bientôt une troisième, beaucoup plus forte que les précédentes. Pendant plusieurs mois, le malade eut des accès incomplets très-fréquents. Suspension de manifestations épileptiques pendant trois mois ; rechute par une attaque suivie de trois autres dans le même mois, puis fréquents accès incomplets mais avec convulsions, tantôt d'un seul côté, tantôt générales.

La première sensation qui avertissait le malade de l'arrivée d'une attaque était une sorte de frisson dans la main droite qui envahissait bientôt l'avant-bras, l'épaule, puis la bouche, la joue, alors le malade perdait connaissance et la rigidité devenait générale; une mousse parfois ensanglantée s'échappait des lèvres au moment du collapsus; le malade râlait; plus tard il était pris de vomissements, après quelques minutes il reprenait ses sens. Il y avait parfois perte involontaire d'urines.

Les accès incomplets offraient divers degrés, mais ils débutaient toujours par une sorte de frisson dans la main droite.

Tantôt c'était comme une sorte d'engourdissement, tantôt c'était une convulsion tonique étendue sur le côté droit avec dyspnée et râle.

Tantôt le malade ne pouvait articuler une parole, et éprouvait des vertiges, etc., etc.

Il suivit une foule de traitements sans succès, alla consulter à Berlin, à Vienne, en Suisse, les grands maîtres de la science; on l'amusa pendant des années avec les remèdes approuvés par les codex; il vint en France, alla à Tain et on lui administra la potion au *gallium album*; il prit le remède de Montpellier qui est encore, à ce qu'il paraîtrait, le *gallium album*, et enfin à Genève on lui donna le remède empirique de la *taupe carbonisée*, le tout sans succès; le pauvre malade en était arrivé à se dire avec désespoir : « J'ai tout tenté, j'ai pris tous les remèdes connus, je suis incurable. »

Il vivait ainsi tristement lorsqu'on lui parla de
notre méthode, et il se décida à suivre notre traitement avec persévérance. Bientôt, dès le premier
mois, un mieux sensible se fit sentir, au deuxième
mois les grandes attaques disparurent, enfin après
sept mois de traitement, il était radicalement
guéri, sans récidive depuis sept ans.

DEUXIÈME OBSERVATION.

Débuts phériphériques.

Mademoiselle P. B... âgée de dix-huit ans : aucune
cause héréditaire, à l'âge de quatre ans elle avait
eu des convulsions; sa santé fut assez bonne jusqu'à l'âge de treize ans, époque à laquelle elle fut
prise d'abord de courts, mais fréquents accès de
crampes dans le membre thoracique droit. On me
consulta et je diagnostiquai *des accès incomplets
d'épilepsie,* déclarant qu'avant peu la malade
aurait des attaques complètes, si on ne traitait
pas ces premiers accidents.

On alla consulter d'autres médecins qui ne
firent aucun cas de mon pronostic, et qui pré-
tendirent *que ce n'était rien, que c'était un effet
de la croissance.*

On prescrivit quelques toniques, des ferrugi-
neux, le mal continua. Le médecin promit que
la malade guérirait aussitôt qu'elle serait formée.

La menstruation arriva et la jeune malade, au
lieu de guérir, devint complétement épileptique.

Le médecin à grandes promesses fut congédié.

On tenta divers remèdes sans succès, les parents n'osaient plus revenir à moi, dont on avait méprisé les sages conseils..... Cependant après bien des hésitations, ayant eu occasion de voir plusieurs malades guéris par mon traitement, ils ramenèrent leur fille à notre consultation.

L'attaque débute par une crampe du membre thoracique droit et par un fourmillement dans le pied; ce fourmillement est bientôt suivi de crampes, celles-ci remontent à la jambe, puis à la cuisse; le côté droit de la poitrine est ensuite envahi, la jambe est en proie à des secousses violentes; la jeune fille s'écrie bientôt : *A moi, la crise me prend, je le sens.* La vue s'obscurcit et s'éclaircit alternativement, puis il lui semble qu'elle tombe d'une hauteur et perd connaissance.

Les yeux se renversent en haut et la tête en arrière; plus tard les yeux se ferment ainsi que les mâchoires.

La rigidité devient générale, puis arrivent de vives secousses dans tout le corps; un râle humide se fait entendre et une salive mousseuse paraît sur les lèvres.

La malade a parfois un paroxysme de vingt attaques semblables en quelques jours; d'autres fois, elle n'a qu'une attaque violente complète et presque soudaine.

Soumise à notre traitement les attaques diminuèrent bientôt de fréquence et d'intensité, puis trois mois s'écoulèrent sans la moindre atteinte du mal.

On suspendit malgré notre avis toute espèce de traitement, retour de quelques prodromes; ré-

prise du traitement qui est continué pendant six
mois, plus d'attaques ; on cesse le traitement peu
à peu en diminuant les doses, la guérison fut radicale, pas de récidive depuis six ans.

TROISIÈME OBSERVATION.

Débuts périphériques.

C. L..., jeune homme de dix-neuf ans, étudiant.
Un oncle maternel de son père est mort épileptique. Début à treize ans par une attaque après
s'être exposé à un soleil ardent. On tenta une infi-
nité de traitements sans succès, lors d'une attaque
violente le bras gauche resta paralysé et con-
tracturé. Les accès reviennent deux à trois fois
par semaine, et avec une telle intensité, que la
face noircit complétement; la respiration est suspendue; la mort par asphyxie paraît imminente,
l'écume est sanguinolente, des selles involontaires
ont lieu et l'urine est rendue pendant les convulsions.

Le premier phénomène qui se présente chez le
malade est le défaut de la parole, c'est toujours
pour nous un début périphérique, une attaque qui
commence par la convulsion d'un des muscles
soumis à la volonté.

Notre traitement combiné contre la maladie et
contre la paralysie consécutive eut encore, dans
ce cas très-grave, un succès complet, les attaques
disparurent après trois mois de traitement; après
un an la paralysie était guérie : pas de récidive
depuis cinq ans.

Des débuts viscéraux.

Bon nombre d'épileptiques ont, comme nous l'avons déjà dit, leurs attaques avec des débuts viscéraux, c'est-à-dire qui ont leur point de départ dans les viscères, soit dans les organes digestifs, soit dans l'estomac et quelquefois dans le pharynx.

Il est très-facile de reconnaître les préludes ou plutôt les premiers symptômes d'une attaque à débuts périphériques; il n'en est pas de même pour les débuts viscéraux.

Dans les débuts gastriques quelques malades appellent d'ordinaire la sensation initiale un spasme. D'autres l'appellent une crampe, un plus grand nombre se servent de l'un de ces termes : *constriction, resserrement, torsion, tortillement, fourmillement, agacement, mouvement de rotation.*

Quelques-uns la comparent aux effets d'une *émotion.* D'autres nous ont défini la sensation qu'ils éprouvent comme étant une palpitation épigastrique, d'autres une sorte de défaillance de l'estomac.

Très-souvent ces prodromes s'accompagnent de borborygmes, d'éructations, de nausées, de régurgitation, d'efforts pour vomir et même de vomissements. Comme préludes intestinaux les malades nous ont signalé des constrictions douloureuses du ventre, des coliques plus ou moins vives avec émission de vents par l'anus; quelquefois la vessie prend part à la convulsion; les malades signalent alors une sorte de ténesme du rectum et de la vessie, des tranchées internes comme préludes constants de leurs attaques.

Plusieurs malades m'ont déclaré que leurs attaques commençaient par la gorge; ils ne peuvent plus avaler leur salive, leur bouche se remplit d'eau, leurs lèvres tremblent.

Dans les débuts par les organes de la respiration les malades signalent une sorte de spasme du larynx, entraînant celui des autres organes respiratoires, resserrement du cou, étranglement, suffocation, constriction qui remonte du milieu de la poitrine à la gorge. L'expérience démontre que pour les débuts viscéraux, tous les viscères creux ou pourvus de plans musculaires, à l'exception du cœur assurément, peuvent être le point de départ d'une attaque, mais que cependant les organes digestifs en sont le plus souvent le siége.

Il faut répéter ici que pour ces prodromes comme pour les autres, ainsi que nous l'avons dit, *les débuts sont presque toujours identiques* chez les mêmes sujets, c'est-à-dire que l'attaque commence toujours de la même manière; il y a peu d'exceptions à cette règle.

On doit faire observer aussi qu'au début de la maladie les malades ne ressentent fort souvent que les prodromes dont nous venons de parler sans avoir d'accès complets. Alors les médecins traitent cette épilepsie débutante pour une dyspepsie, une gastralgie, des crampes d'estomac: rien de dangereux; ils laissent empirer le mal ou souvent ils le font empirer eux-mêmes par l'administration inopportune de drogues contraires à la maladie qu'ils n'ont pas su reconnaître.

Pour cette affection, la temporisation est funeste, il faut commencer le traitement aussitôt l'apparition du mal. C'est bien à tort que les médecins, impuissants à conjurer la maladie, prétendent qu'il s'agit d'une affection sympathique, ou qu'il faut attendre l'âge de la puberté et qu'avec la menstruation s'évanouira l'affection; erreur grossière, la maladie enracinée de plus en plus par la répétition des accidents, devient de plus en plus grave, et plus longue à guérir; tandis qu'en la combattant d'emblée par des moyens que l'expérience à sanctionnés, on a en sa faveur la certitude d'une guérison prompte et facile.

QUATRIÈME OBSERVATION.

Débuts viscéraux.

Jeune fille de vingt ans, sans profession, nulle cause héréditaire connue. L'attaque débute par une douleur plus ou moins forte à l'épigastre avec dyspnée intense.

La jeune personne lutte pour éviter l'accès et fait de violents efforts de respiration, puis elle pousse deux à trois cris très-perçants, effrayants, mais nullement gutturaux; alors la suffocation arrive, la malade perd connaissance, et tombe; la tête se renverse en arrière, les poings fortement serrés sont appliqués sur l'épigastre ou la poitrine, les lèvres deviennent violettes ainsi que les joues, les mouvements convulsifs se bornent à la face et souvent au bras gauche, il y a émission de salive écumeuse. Dans la période de retour, il se produit parfois des vomissements.

A la suite du paroxysme, la langue se charge, l'haleine devient mauvaise, tous les symptômes d'un embarras gastrique se manifestent et durent quelques jours.

Dans les intervalles des accès la santé générale est bonne. Toutefois la malade éprouve souvent des demi-crises, douleur à l'estomac, dyspnée, flexion des mains sur la poitrine, yeux ouverts et fixes; la malade reste debout; il n'y a pas de mouvements cloniques; après quelques instants, relâchement des bras et des mains, retour de l'expression des yeux, puis la malade parle avec une grande volubilité sans suite ni sens.

En général, la malade, dès l'apparition d'un spasme, s'aperçoit si elle aura ou non une grande attaque.

Les parents de cette jeune fille ont consulté grand nombre de médecins; elle a suivi tous les traitements décrits dans les livres classiques, etc., etc.; elle a fait de l'hydrothérapie, fréquenté les eaux pendants plusieurs années, elle a été saignée et purgée à outrance.

Sous l'influence de ces traitements, la santé générale s'est affaiblie et les accès sont devenus plus fréquents et plus violents.

Soumise à notre médication, elle la suivit avec persévérance et intelligence; un mieux ne tarda pas à se déclarer, et la santé générale devint florissante, la menstruation qui était très-faible, irrégulière et d'un sang peu coloré, devint normale. L'irritation et les spasmes qui se manifestaient toujours à cette époque critique cessèrent complétement et promptement.

Après six mois de traitement, la malade n'avait plus d'attaques ; elle continua encore quelque temps la médication pour consolider sa guérison ; il n'y eut plus de récidive : aujourd'hui elle est mariée et mère de jolis enfants sains et bien portants.

CINQUIÈME OBSERVATION.

Débuts viscéraux.

Mme..., âgée de trente-trois ans, femme d'un médecin ; son oncle paternel était épileptique. Début de la maladie à dix-huit ans, trois mois après son mariage, par une attaque complète, nous dit son mari, à la suite d'une frayeur.

Deux ans ont séparé la première attaque de la seconde, puis les intervalles ont été de huit, six, quatre, deux, puis d'un mois.

Depuis longtemps elles reviennent tous les dix à quinze jours ; quand l'espace est plus long il y a deux attaques dans la même journée.

Les attaques offrent toujours un prélude de quelques minutes : la malade sent d'abord une sorte de coup à l'estomac, suivi de tension, de constriction dans cette région ; elle est effrayée et appelle, le cœur bat avec force et précipitamment, ses idées se troublent, ses paroles sont incohé-

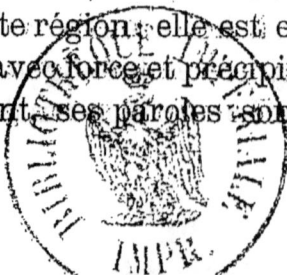

rentes ; la pupille est déjà dilatée, la vue se perd,
ensuite l'ouïe et la connaissance avec le début des
convulsions ; la tête tourne à droite, la bouche
est tirée du même côté, les yeux dirigés en haut ;
la malade pousse un cri et tombe ; les mâchoires se
resserrent, la tête se renverse en arrière, la convulsion se généralise, les pouces sont pliés dans
les mains fermées.

La période tétanique dure de quinze à vingt
secondes, la respiration a été d'abord suspendue,
plus tard elle est lente ; la face, vers la fin de l'attaque, est turgescente et violette, la salive émise
est parfois liquide, l'écume est peu abondante ; la
période clonique dure de une à deux minutes, le
coma huit à dix. Il y a dans cette dernière période relâchement musculaire, respiration stertoreuse, la malade sort de l'état comateux, en
regardant tout ce qui l'entoure d'un air étonné,
hébété ; puis il survient de l'agitation ; alors la
malade babille, dit des mots sans suite ; enfin elle
reconnaît les personnes présentes.

Après le retour des sens, il reste de la gastralgie, du froid aux extrémités, les membres sont
brisés.

Entre les attaques Mme ... était sujette à des
spasmes ou vapeurs qui lui revenaient tous les
deux ou trois jours. Ces vapeurs étaient semblables au début des attaques, même sensation
épigastrique, même émotion, mêmes palpitations,
mais sans perte de connaissance.

Les attaques arrivaient assez souvent immédiatement après les époques menstruelles.

Son mari, comme médecin, avait épuisé tous

les remèdes qu'il connaissait contre cette maladie,
mais sans succès. Fatigué et désespéré il ne
faisait plus suivre de traitement à sa femme, lorsqu'on lui parla de mes moyens curatifs; il se
décida à la conduire auprès de moi, et, peu de
mois après le commencement de mon traitement,
les attaques cessèrent; aujourd'hui elle est parfaitement guérie.

SIXIÈME OBSERVATION.

Débuts viscéraux.

Jeune fille de dix ans : elle eut quelques accès de
convulsions éclamptiques à l'âge de neuf mois,
débuts à six ans de légers spasmes intestinaux;
à huit ans, attaques cloniques, puis plus tard deux
attaques par jour.

Les attaques complètes commencent ainsi : la
malade s'écrie : *J'ai mal au ventre et à l'estomac*;
la face rougit, bientôt la connaissance se perd,
les yeux se renversent en haut, les bras se rai-
dissent, les jambes se contractent et la malade
tombe.

Les convulsions cloniques arrivent et l'écume
se montre sur les lèvres; quand les convulsions
ont cessé, la jeune fille parle, mais comme dans
un rêve; peu de temps après l'intelligence revient.

Quand l'attaque est forte et prolongée elle est
suivie d'un sommeil qui dure de quarante minutes à deux heures.

Très-souvent la jeune malade n'a qu'un spasme

initial, elle s'écrie : « Ah ! j'ai mon petit mal au ventre et à l'estomac, ce n'est rien, c'est déjà passé, » la figure ne change pas, il n'y a aucun symptôme convulsif extérieur. On traita l'enfant pendant des années sans amélioration sensible dans son état ; au contraire les attaques devenaient chaque jour plus violentes et plus rapprochées. Après un mois de notre traitement on crut la jeune malade guérie et on le suspendit ; cessation pendant quinze jours de toutes attaques, puis retour de quelques spasmes ; nouveau traitement de trois mois, guérison radicale ; pas de récidive depuis six ans. Aujourd'hui la jeune fille est bien menstruée et d'une santé parfaite.

SEPTIÈME OBSERVATION.

Débuts viscéraux.

M. D. âgé de dix-huit ans, aucune cause prédisposante connue. La maladie a débuté à quatorze ans, les attaques se sont montrées, d'abord à quatre, puis à trois et à deux mois d'intervalle ; elles sont devenues ensuite graduellement plus fréquentes ; depuis un an elles reviennent quatre à cinq fois par mois. Les attaques dans les premières années survenaient le jour, ensuite elles eurent lieu exclusivement la nuit.

Le premier symptôme est un choc avec un sentiment de chaleur à l'épigastre ; un moment après survient une constriction du cou, la respiration se précipite, la figure s'altère, la bouche s'allonge,

les yeux deviennent fixes. Le malade pousse une
sorte de hurlement et tombe. Tout le corps est en
proie à une grande rigidité, le teint devient vio-
lacé, le cou se tuméfie; il survient des secousses
et une salive mousseuse s'échappe des lèvres.

Le collapsus n'est pas suivi de coma, le malade
pâlit et s'endort quelques minutes après les convulsions.

Ce jeune homme, né en Italie, est allé en France
pour s'y faire soigner; il consulta les sommités
de la science, prit tous les remèdes vantés, mais
en vain; le mal suivit son cours. Ce n'est qu'a-
près bien des essais infructueux qu'il eut connaissance des personnes guéries par notre méthode, et il vint demander nos conseils.

Nous le soumîmes à notre traitement le 4 jan-
vier 1861; durant les deux premiers mois, l'amélioration ne fut pas appréciable, au troisième mois
il se fit une révolution dans l'organisme, les
grandes attaques ne revinrent plus, peu à peu
les demi-attaques s'éloignèrent. Après huit mois
de traitement il fut radicalement guéri. Nous
l'avons revu plusieurs fois depuis et à des
intervalles assez longs; il n'y a pas eu de
récidive.

Des débuts encéphaliques.

Ces débuts sont assez difficiles à bien distinguer des autres parce qu'ils sont multiples et
infinis, et parce qu'ils se manifestent dans tous
les organes des sens, tantôt dans l'un, tantôt

dans l'autre. Nous tenterons toutefois de donner des explications assez claires et assez précises pour être compris par ceux de nos lecteurs qui ne sont pas habitués au langage et aux études médicales.

Quelques malades sentent leurs accès, complets ou incomplets, commencer par une perturbation de l'odorat, d'autres sentent comme une odeur agréable ou désagréable.

Chez d'autres, les débuts se manifestent par des perturbations de l'ouïe, bourdonnements dans les deux oreilles ou dans une seule.

D'autres, beaucoup plus nombreux, éprouvent des troubles de la vision; chez plusieurs de ceux-ci le prélude consiste en apparitions lumineuses, étincelles, bluettes, étoiles, tourbillons lumineux. D'autres ont de véritables perturbations de la vue; j'en ai connu qui voyaient des objets multiples, d'autres avaient des éblouissements bleus, rouges ou oranges.

Le tournoiement des objets comme premier symptôme encéphalique se rencontre parfois. J'ai connu une petite fille qui s'écriait : « Ah! tout tourne... le chaises, les meubles, je vais tomber. » D'autres épileptiques perçoivent comme première sensation un obscurcissement de la vue, un nuage, un voile leur passant devant les yeux. Chez plusieurs la vue se perdait complétement, quand l'ouïe et l'intelligence restaient encore intactes.

D'autres malades que j'ai guéris sentaient leur accès commencer par le tournoiement de la tête, comme dans un état d'ivresse; ils chancelaient et saisissaient un meuble pour se retenir, fléchissaient sur leur jambes et cherchaient un point d'appui.

D'autres m'ont dit qu'ils éprouvaient une sensation comme s'ils avaient la tête vide; plusieurs ont un vague dans la tête avec menace de syncope.

D'autres encore ont tout à la fois des bourdonnements dans les oreilles et un obscurcissement de la vue; chez beaucoup de malades le début encéphalique consistait en des perturbations de l'intelligence.

Nous citerons des exemples : L'un me disait : « *Au début, je puis lire encore, mais je ne comprends plus le sens; il me semble qu'une partie de mon intelligence assiste à l'égarement de l'autre.* »

Un autre me disait : « *Je perds la tête, mais non la connaissance, j'entends, je comprends, mais mon esprit est ailleurs.* »

Un autre s'exprimait ainsi : « *Il y a en moi deux personnes, dont l'une jouit de la raison et l'autre déraisonne.* »

Une jeune dame me retraçait ainsi les débuts de ses attaques : « Je me sens prise sans cause d'une tristesse subite; puis mes yeux se fixent sur un objet et ma pensée sur une idée; je me sens absorbée et je perds connaissance en regardant toujours le même point, mais bientôt je ne vois plus rien; tous mes accès me prennent de la même manière.

Notons toutefois qu'il y a un grand nombre de cas qui débutent par la perte immédiate de la connaissance : ce sont toujours des cas qui doivent être considérés comme encéphaliques.

Il y a encore quelques maladies dont le début commence par une sensation de froid suivie bientôt de chaleur, et à laquelle succèdent immédiatement le tournoiement de la tête, la perte de la connaissance, des hallucinations, etc., etc.

Dans les débuts par des spasmes périphériques ou des spasmes viscéraux, les malades ont d'ordinaire le temps d'expliquer leurs symptômes ; dans les débuts encéphaliques, le malade n'a que rarement le temps d'expliquer ce qu'il ressent : il perd presque de suite l'usage de ses facultés.

HUITIÈME OBSERVATION.

Débuts encéphaliques.

Jeune homme de vingt ans, aucune cause héréditaire connue. A quatre ans état convulsif prolongé et répété, qui fut combattu par des saignées et des sangsues, il eut alors des vertiges qui revinrent une ou deux fois par semaine pendant un an environ.

Bientôt les attaques épileptiques se déclarèrent ; elles arrivèrent d'abord à trois mois de distance l'une de l'autre, puis de mois en mois, et enfin toutes les semaines ; elles survenaient le plus souvent au lit et dans le sommeil, mais le malade était réveillé par le prélude.

Il éprouvait au début une sorte d'hallucination, ou plutôt il se trouvait comme dans un état de rêve qu'il se rappelait ensuite.

D'autres symptômes ne tardaient pas à suivre : perte de connaissance, yeux ouverts et fixes, rotation de la tête à droite, cri rauque, rigidité de tout le corps, convulsions cloniques générales, lividité de la figure, écume, morsure de la langue, coma et retour complet de la connaissance après un quart d'heure.

Le malade était en outre sujet à des accès avortés, hallucination, fixité des yeux, état de rêve; dans ce cas il reste étranger à ce qui se passe autour de lui; sa figure est immobile; après une minute ces symptômes se dissipent. Il faut noter que toujours les accès avortés, comme les accès eux-mêmes, ont un début analogue et identique, c'est-à-dire encéphalique; le lecteur devra observer que si nous insistons sur ce point, c'est qu'il a de l'importance pour le traitement, comme on le verra ci-après.

Soumis à notre traitement pendant trois mois, ce jeune homme obtint une cessation de tous les accidents, puis il eut une attaque très-violente, ses parents se découragèrent et lui firent cesser la médication.

Après quelques mois, il eut des accès avortés. Devenu majeur, le jeune homme voulut recommencer le traitement, il le suivit avec persévérance pendant un an; il guérit complétement et sans récidive, depuis plusieurs années qu'il a cessé toute médication.

Il y a certains malades, ou plutôt leurs parents, qui se figurent qu'aussitôt le traitement commencé, les attaques doivent disparaître comme par enchantement; c'est une erreur : les remèdes ne peuvent opérer des miracles; il faut qu'ils aient le temps de modifier l'organisme, de forti-

Rotation des yeux, les bras sont portés en
avant, le tronc s'inclinait dans le même sens, et
elle tombait en poussant un cri aigu; alors le
corps se rejetait brusquement en arrière, les
mains et les pieds se renversaient en dedans, le
cou se gonflait, la figure devenait pourpre, puis
livide.

Commencement des convulsions cloniques : les
mâchoires se choquaient l'une contre l'autre, la
tête et les membres étaient en proie à des mouvements saccadés, la respiration était bruyante
et difficile, écume à la bouche, langue souvent
mordue, urines involontaires, coma, puis période
de retour et sommeil durant d'ordinaire d'une
heure à une heure et demie.

Pendant les deux jours qui suivaient l'attaque,
expression de profonde stupidité, perte presque
complète de mémoire.

Dans les petites ou demi-attaques, les vertiges
sont identiques au début des attaques fortes;
perte des sens, immobilité, fixité des yeux, dilatation des pupilles. Si cette malade prenait un bain
tiède elle avait une attaque dans le bain.

Nous commençâmes son traitement le 10 jan-
vier, le 15 février une attaque, le 18 mars encore
deux attaques dans la même journée. A partir de
cette époque il n'y eut plus que des demi-attaques,
puis quelques vertiges, enfin après dix mois la
guérison était complète, sans récidive depuis
nombre d'années.

DOUZIÈME OBSERVATION.

Débuts foudroyants.

M. D... âgé de quarante-un ans, épileptique depuis l'âge de dix-huit ans. La première attaque était venue au milieu d'une cure hydrothérapique que le malade suivait pour de légers vertiges.

Le mal prenait sans aucun avertissement, en riant, au milieu d'une phrase, en marchant : la conscience était subitement abolie, il tournait la tête poussait un cri et tombait lourdement de sa hauteur. La contracture générale se compliquait très-promptement de convulsions cloniques, écume à la bouche, figure violacée, râle trachéal, coma, sommeil consécutif, mémoire affaiblie, expression de stupeur, céphalalgie, courbature.

Après deux mois de notre traitement les attaques perdirent de leur soudaineté et de leur violence, puis elles revinrent à des époques plus éloignées, enfin après cinq mois la guérison fut radicale.

Nous ne croyons pas devoir parler avec plus de détail de cette forme de débuts; les malades sont frappés comme par un coup de foudre. Les personnes présentes ne peuvent, tant l'attaque est soudaine, distinguer aucun prodrome.

Nous pourrions citer une foule de guérison d'épilepsie à débuts foudroyants, mais ces observations seraient pour ainsi dire sans intérêt pour le lecteur et ne pourraient l'éclairer. Les cas que nous avons cités suffiront pour lui permettre de distinguer les accès avec débuts viscéraux de ceux avec débuts encéphaliques, périphériques ou foudroyants.

Quant au traitement, il ne convenait pas d'en parler après chaque observation de guérison; il va faire ci-après l'objet d'un article spécial longuement développé. Nous dirons toutefois, sans crainte de faire une répétition, qu'il faut bien se rappeler qu'il y a quatre sortes de débuts dans l'épilepsie:

1° *Débuts périphériques,* c'est-à-dire crampes ou sensation dans les pieds, dans les bras ou dans quelques muscles soumis à la volonté;

2° *Débuts viscéraux:* les premiers symptômes se montrent soit dans l'estomac, les organes digestifs, le pharynx, les organes intrapelviens; crampes à l'estomac, spasmes intérieurs, très-souvent appelés par les médecins, *gastralgie,* et qui ne sont très-souvent que le prélude de l'épilepsie.

3° *Débuts encéphaliques,* trouble ou abolition des sens, vertiges, perte de la conscience, perturbation intellectuelle, malaise cérébral, étourdissements, trouble de la vision, de l'ouïe.

4° *Débuts foudroyants.* Le malade tombe foudroyé sans qu'on puisse distinguer aucun début.

C'est d'après la forme du début que le traitement est combiné pour être curatif.

Médication.

Elle se compose de *Granules* et d'*Elixirs*.

GRANULES :

En demandant les médicaments dans les pharmacies, il faut bien spécifier et formuler suivant les cas, soit :

1° Granules Agabeg spécifiques de l'épilepsie à débuts périphériques;

Ou 2° Granules Agabeg spécifiques de l'épilepsie à débuts viscéraux;

Ou 3° Granules Agabeg spécifiques de l'épilepsie à débuts encéphaliques;

Ou 4° Granules Agabeg spécifiques de l'épilepsie à débuts foudroyants.

ELIXIR :

Même observation pour l'élixir ; on demandera soit :

1° Elixir Agabeg spécifique de l'épilepsie à débuts périphériques ;

Ou 2° Elixir Agabeg spécifique de l'épilepsie à débuts viscéraux;

Ou 3° Elixir Agabeg spécifique de l'épilepsie à débuts encéphaliques.

Ou 4° Elixir Agabeg spécifique de l'épilepsie à débuts foudroyants.

Pour commencer un traitement, on prendra un flacon des granules et une bouteille de l'élixir qui conviennent au malade d'après le genre de débuts de l'attaque.

Il est évident que le malade dont les accès débutent par des troubles viscéraux, n'ira pas demander les médicaments pour l'épilepsie à débuts encéphaliques, ou périphériques, ou foudroyants; il demandera les deux médicaments pour son cas. Nous pensons nous expliquer assez clairement pour être compris et nous n'insistons pas.

Les malades qui seraient embarrassés devront, en s'adressant par écrit à la pharmacie Bertrand, 21, place Bellecourt, à Lyon, expliquer les symptômes, sensations ou phénomènes par où débutent leurs crises, et on leur expédiera les médicaments convenables pour leur cas.

MODE D'ADMINISTRATION DES MÉDICAMENTS. — DURÉE DU TRAITEMENT, ETC.

Premier mois :

Pour un adulte. Le malade prendra pendant le premier mois, trois granules par jour : une le matin, une dans le courant de la journée et une le soir. Ces granules doivent être prises une heure après les repas.

Le malade prendra aussi trois fois par jour, une cuillerée de l'élixir anti-épileptique mélangée à un quart de verre d'eau, il devra prendre cet elixir à deux heures d'intervalle de la granule.

Pour un enfant de dix à quinze ans, la dose est réduite à deux granules par jour, à prendre une le matin et une le soir, et à deux cuillerées d'élixir à prendre également une le matin et une le soir.

Pour un enfant de cinq à dix ans, la dose du premier mois est d'une granule chaque soir, et une cuillerée d'élixir le matin.

Deuxième mois :

Pour un adulte. Pendant le deuxième mois le malade prendra quatre granules par jour au lieu de trois, savoir : une le matin, une dans la journée et deux le soir; il prendra quatre cuillerées de l'élixir au lieu de trois et de la même manière.

Pour un enfant de dix à quinze ans, la dose pendant le deuxième mois est de trois granules par jour, une le matin, une à midi et une le soir, et de deux cuillerées d'élixir, une le matin et une le soir.

Pour les enfants de cinq à dix ans, la dose pendant le deuxième mois est d'une granule matin et soir et une cuillerée d'élixir dans la journée.

Troisième mois :

Pour un adulte. Pendant le troisième mois le malade prendra cinq granules par jour au lieu de quatre : deux le matin, une dans la journée et deux le soir. Il prendra cinq cuillerées d'élixir par jour, deux dans la matinée, une dans la journée et deux le soir, toujours à deux heures d'intervalle des granules.

Pour un enfant de dix à quinze ans, la dose pendant le troisième mois est de trois granules par jour, et trois cuillerées d'élixir , une le matin, une dans la journée et une le soir.

Pour un enfant de cinq à dix ans, la dose pendant le troisième mois est d'une granule matin et soir, et d'une cuillerée d'élixir, aussi matin et soir, toujours avec un intervalle de deux heures entre la granule et l'elixir.

Quatrième mois :

Pour un adulte. Pendant le quatrième mois le malade prendra six granules par jour, savoir : deux le matin, deux dans la journée et deux le soir, toujours en trois doses; on fera de même pour l'élixir.

Pour un enfant de dix et quinze ans, la dose pendant le quatrième mois sera la même que pour le troisième mois.

Pour un enfant de cinq à dix ans, la dose sera également la même que pour le troisième mois et même administration.

Cinquième mois :

Pour un adulte. Pendant le cinquième mois on décroîtra d'une granule par jour et d'une cuillerée d'élixir, c'est-à-dire même dose que le troisième mois.

Pour un enfant de dix à quinze ans, même dose que les troisième et quatrième mois.

Pour un enfant de cinq à dix ans, même dose que les troisième et quatrième mois.

Sixième mois :

Pour un adulte. Pendant le sixième mois on prendra la dose du deuxième mois.

Pour un enfant de dix à quinze ans, même dose que le deuxième mois.

Pour les enfants de cinq à dix ans, même dose que le deuxième mois.

Septième mois :

Pour les adultes et enfants de dix à quinze ans et de cinq à dix ans, même dose que le premier mois.

D'ordinaire sept mois suffisent pour une parfaite guérison ; mais souvent, pour la consolider, il faut recommencer une autre série de sept mois, ou au moins de quelques mois, avec les mêmes doses que la première fois. Dans les cas très-rebelles on peut aller en augmentant le nombre des globules, une chaque mois, jusqu'à douze : quatre le matin, quatre à midi et quatre le soir, et faire de même pour l'élixir ; arrivé à ce nombre, il faut toujours décroître la dose d'une granule et d'une cuillerée d'élixir chaque mois, de la même manière qu'on en a accru le nombre.

Il faut toujours continuer le traitement après la cessation complète des attaques, pour être certain d'empêcher la récidive du mal.

RÉGIME A SUIVRE.

Les malades doivent s'abstenir de café, de thé, de liqueurs fortes, de viandes salées, épicées, de

CONCLUSIONS

—

Nous avons soigné un nombre très-considérable d'épileptiques, et, quand le traitement a été bien dirigé et fait avec persévérance, le succès a toujours couronné nos efforts. Les malades qui suivront notre traitement avec intelligence, d'après les règles contenues dans ce livre, obtiendront le même succès.

Parfois l'épilepsie est accompagnée d'autres indispositions, comme d'un état hystérique chez les femmes, de constipation, dé froid aux pieds, etc.

Notre traitement suffit contre l'état histérique; on combat la constipation par de légers purgatifs, on prendra des bains de pieds sinapisés tous les jours pour combattre le froid aux pieds.

Dans tous les cas d'onanisme, pour que la maladie cesse, il faut que les malades renoncent à leurs mauvaises habitudes. Il serait inutile de suivre une médication si les malades devaient continuer à entretenir la cause du mal. Nous recommandons donc aux parents la plus grande sollicitude et surveillance à cet égard.

porc et de mets indigestes : ils doivent prendre de l'exercice.

Pharmacies dans lesquelles se trouvent les Globules et l'Elixir.

Dépôt général : Pharmacie Bertrand fils aîné, pharmacie générale, place Bellecourt, 21, à Lyon;

A *Bordeaux,* pharmacie Boué, Allées-d'Amour, n° 8, et pharmacie Moure, cours de l'Intendance;

A *Clermont-Ferrand,* pharmacie Gauthier-Lacroze;

A *Dijon,* pharmacie Giraud, place Saint-Jean;

A *Saint-Etienne,* pharmacie Saint-Etienne;

A *Nîmes,* pharmacie Boyer.

Prix des granules : 10 fr. le flacon.

Prix de l'élixir : 15 fr. la bouteille.

Que les parents qui commencent le traitement de leur enfant soient bien convaincus de l'importance de l'œuvre qu'ils entreprennent; qu'ils sachent que c'est une seconde et nouvelle existence qu'ils lui procurent. Qu'ils ne négligent donc rien pour arriver au but désiré, et, Dieu aidant, leur sollicitude paternelle sera pleinement récompensée.

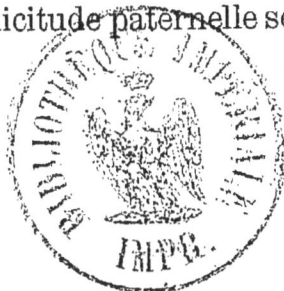